Le guide pratique de la relaxation dans la gestion du stress

Comment rester calme, confiant et serein même dans les situations les plus stressantes.

Quentin JACQUIER

Sophro-Relaxologue

Code ISBN : 9798362159559
Marque éditoriale : Independently published

Dépôt légal : Novembre 2022

Copyright © 2022 par Quentin JACQUIER

1ère édition
Tous droits réservés.

La reproduction, même d'extraits, n'est pas autorisée.
Aucune partie de ce travail ne peut être reproduite
ou distribuée sous quelque forme que ce soit
sans l'autorisation écrite de l'auteur.

Avertissement

L'auteur de ce livre l'a rédigé avec amour et le plus grand soin. Toutefois, son contenu est inspiré des expériences et de l'opinion personnelle de son auteur. Les informations contenues dans ce livre visent à informer les lecteurs et l'auteur ne peut être tenu responsable si ces informations sont inexactes ou dépassées. À cet effet, l'auteur décline toute responsabilité légale ou autre, si les lecteurs subissent d'éventuels dommages en utilisant correctement ou non, les informations contenues dans ce livre. Il ne peut également garantir que les techniques, une fois mises en application, seront efficaces pour tous. L'auteur décline toute responsabilité si l'une ou l'autre des techniques évoquées dans le livre ne réussit pas, car ces données ne peuvent en réalité servir que de base. Ce guide ne garde pas trace d'une promotion, d'une incitation à utiliser les techniques qui y sont décrites, ni d'une déclaration de conformité, d'actualité, ou d'exactitude des informations fournies. Par ailleurs, la possession de ce guide ne saurait être une raison pour se passer d'une consultation médicale ou auprès d'un professionnel de santé. L'auteur ne peut être tenu responsable si les lecteurs venaient à subir des dommages à la suite de l'utilisation des informations de ce guide.

Quentin JACQUIER

Sophro-Relaxologue,

Praticien en relaxologie et praticien en E.F.T. Expert en libération émotionnelle et en gestion du stress, il vous propose, dans ce livre, des méthodes et outils de relaxation pratiques utilisées dans des thérapies brèves.

Nul n'est à l'abri du stress. Parent, candidat à un examen, employé, qui que vous soyez, le stress peut investir votre vie privée ou troubler votre vie professionnelle à n'importe quel moment. Heureusement, il existe des moyens de s'en débarrasser et de maîtriser son stress et ses états émotionnels afin d'avoir une vie plus épanouissante, à tout instant.

Désirez-vous savoir comment vous débarrasser du stress, de l'anxiété et des tensions quotidiennes pour avoir une meilleure qualité de vie ?

La solution est dans « Le guide pratique de la relaxation Dans la gestion du stress ». Il vous aide à baigner dans un bien-être au quotidien, et à profiter d'une détente profonde et d'une relaxation intense. Avec « Le guide pratique de la relaxation Dans la gestion du stress », vous en apprendrez plus sur le stress : sa signification, son rôle, et comment vous y prendre pour vivre dans le confort, la quiétude et en toute liberté. Vous y trouverez de petits exercices pratiques qui ont fait leurs preuves dans l'amélioration de la qualité de vie de ceux qui les ont testés. Avec les exercices de relaxation, de méditation, de respiration, de visualisation et autres exercices proposés et approuvés par les scientifiques, le stress ne sera bientôt plus qu'un mauvais souvenir.

Remerciements

Mes remerciements vont avant tout, à l'endroit de tous ceux qui liront ce livre.

Gratitude profonde à mes clients qui me font confiance et n'hésitent pas à me donner leur avis grâce auxquels je deviens meilleur jour après jour.

Je remercie tous mes proches, parents et amis, pour leur soutien lors de l'écriture de ce livre. Merci à ceux qui ont participé à sa correction, en l'occurrence Elfried que je remercie tout particulièrement.

Je n'oublie pas ma bien-aimée Cassandra, mon épouse et la mère de nos trois magnifiques enfants. Je ne finirai jamais de te remercier pour tout.

Enfin, je dédie spécialement ce livre à mon grand-père, en empruntant ces mots de Victor Hugo : « *Tu n'es plus là où tu étais, mais tu es partout là où je suis* »

Table des matières

Introduction 15

Chapitre 1 : Les bienfaits de la relaxation 17

   1.1. Les différents types de tensions nerveuses...............18

   1.2. Les effets de la relaxation..19

Chapitre 2 : Le lâcher-prise 21

   2.1. Comment lâcher prise ? 22

   2.2. Importance de la méditation dans le lâcher-prise 22

Chapitre 3 : Les pensées et les émotions 25

   3.1. Accueillir ses émotions...25

   3.2. Exercices de gratitude...26

Chapitre 4 : Le stress..29

   4.1. Les causes du stress...29

   4.2. L'organisme et ses réactions au stress 30

   4.3. Les hormones du stress...31

   4.4. Les symptômes du stress 34

   4.5. Les divergences de réaction face au stress 35

   4.6. Les deux principales formes de stress........................36

   4.7. Le syndrome général d'adaptation 37

Chapitre 5: La relaxation par la respiration 39

   5.1. Respiration thoracique et abdominale : savoir reconnaître les types de respiration...40

5.2. La respiration carrée pour débuter la journée en toute sérénité 42

5.3. La cohérence cardiaque, efficace contre les crises d'angoisse, d'anxiété et de colère 43

5.4. La respiration de la paille pour calmer son appréhension 45

5.5. La respiration "crise de calme" pour l'entrainement physique 46

5.6. La respiration rebond, l'exercice pour faire le plein d'énergie 47

5.7. La respiration alternée, la solution pour plus de créativité et une meilleure concentration 48

5.8. La méthode 4-7-8 pour s'endormir ou retrouver le sommeil en cas de réveil nocturne 49

Chapitre 6 : La règle du 3.6.5 en cohérence cardiaque ... 53

6.1. Qu'est-ce que la cohérence cardiaque ? 53

6.2. Comment appliquer la règle 3.6.5 en cohérence cardiaque ? 54

6.3. Les bienfaits de la cohérence cardiaque 55

6.4. La cohérence cardiaque en pratique 57

6.5. L'apprentissage et les guides respiratoires 59

Chapitre 7: Apprendre à méditer plus facilement (maîtriser les bases de la méditation) 61

7.1. Que peut vous apporter la méditation ? 62

7.2. Comment pratiquer la méditation ? 62

Chapitre 8 : Recourir à la visualisation positive et à l'imagerie mentale pour se libérer du stress 73

8. 1. Mode de fonctionnement des techniques de visualisation positive et d'imagerie mentale 73

8. 2. Intérêt, but et avantages sur la gestion du stress 74

8. 3. 3 exercices d'initiation à la visualisation pour se libérer du stress 75

8. 4. Visualisation anti-stress : 3 exercices de relaxation profonde 76

8. 5. Pratiquez de la visualisation pour regagner confiance en vous 78

Chapitre 9 : La relaxation progressive de Jacobson 83

9.1. La relaxation générale 84

9.2. La relaxation différentielle 85

9.3. Une autre forme de l'exercice 88

Chapitre 10 : Le training autogène de Schultz 91

Conclusion 97

F.A.Q. (Questions fréquentes) 99

Introduction

Votre vie, comme celle de tout être humain, est caractérisée par des tumultes et des préoccupations de tous genres. Vous êtes tiraillé entre la vie professionnelle (pression, objectifs à atteindre...), la vie familiale et d'autres relations multiformes que vous entretenez avec des proches ou d'autres personnes.

Outre les contrariétés liées à ces relations, vous êtes confronté à des problèmes de la vie (manque d'argent, maladie...). Voici autant de raisons pour lesquelles vous êtes parfois submergé. En ce sens, vous vivez souvent dans une spirale stressante.

Pour sortir de cette situation qui vous enlise à petit feu, optez pour la relaxation. Elle se présente comme la solution efficace.

Elle est connue pour être une méthode thérapeutique pour détendre l'individu et soulager les troubles dont il souffre. Sur le plan académique, elle se définit comme une méthode d'apaisement de l'individu, lui apportant du bien-être.

Le présent guide est conçu pour vous, les personnes en quête de techniques de relaxation appropriées pour vous-même ou pour vos proches. Premièrement, je vais vous décrire le stress, ses manifestations et ses conséquences. Ensuite, je vais vous montrer des méthodes pour vous détendre et soulager vos troubles de manière durable.

Toutefois, pour avoir des résultats tangibles, il faut pratiquer les exercices régulièrement et choisir les méthodes appropriées. L'importance de la régularité d'exercice tient du fait qu'un exercice d'une minute, exécuté 20 fois, fait plus de bien que 30 minutes d'exercice d'un seul coup. Sur ce, il serait bon de faire une minute d'exercice 5 fois par jour.

Le présent guide mérite d'être lu minutieusement par les novices. Mais, si vous connaissez correctement le sujet, vous pouvez lire directement les chapitres suivants et les exercices proposés.

Chapitre 1

Les bienfaits de la relaxation

———— • ◆ • ————

Les effets de la relaxation se ressentent tant au plan physique qu'au plan émotionnel. Excellent moyen de lutte contre les troubles psychosomatiques, elle soulage les maux du corps et prévient le stress. Elle vous garantit une détente totale qui s'assimile presque à un état de somnolence. Elle favorise la récupération physique, un sommeil récupérateur, et règle immédiatement les problèmes de tensions nerveuses.

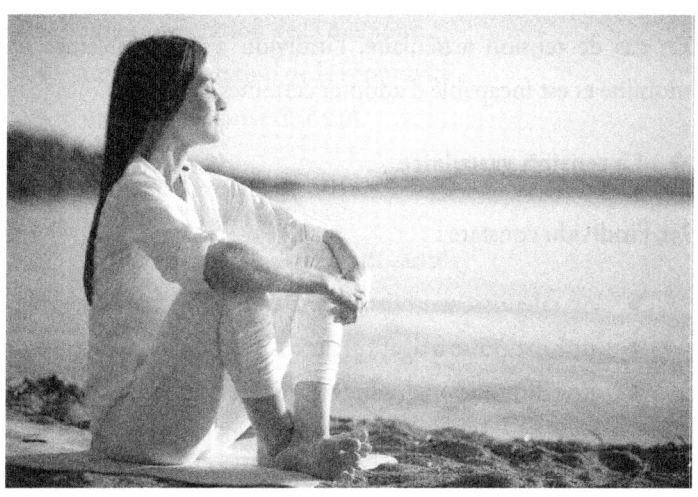

Chapitre 2

Le lâcher-prise

---•✦•---

Le lâcher-prise consiste à avoir confiance en soi-même et vis-à-vis des autres. Dans votre quotidien, vous avez une forte envie de vous contrôler et de contrôler les personnes autour de vous. Et, cette volonté manifeste vous amène à tenter de vous départir de la réalité, en essayant d'instaurer ce qui selon vous devrait être.

Vous savez bien qu'il est bon de lâcher-prise. Cependant, il vous est difficile d'y parvenir notamment parce que vous avez peur d'être dominé par les autres, de vous tromper, de perdre le contrôle ou de manquer de quelque chose. En fait, vous n'allez pas y arriver si vous manquez de confiance soit en vous, soit en vos proches (famille, collègues, amis).

Pour lâcher-prise convenablement, vous devez reconnaître vos limites et accepter les autres tels qu'ils sont (leurs différences et points communs avec vous).

2.1. Comment lâcher prise ?

Pour lâcher-prise, vous devez maîtriser vos émotions et savoir les extérioriser. Vous devez éviter de vous entêter à modifier une situation ou quelque chose d'inchangeable (éviter l'utopie). En outre, rendez-vous à l'évidence que le perfectionnisme et l'acharnement ne favorisent pas votre épanouissement. Au contraire, en agissant ainsi, vous perdez non seulement votre temps, mais aussi votre énergie.

Le lâcher-prise est une philosophie qui exige que vous preniez la vie du bon côté. Apprenez à souvent pardonner. Ayez une lecture simpliste de toutes les épreuves auxquelles vous êtes confronté, afin de profiter de la vie. Au cas contraire, vous allez vous enliser perpétuellement dans l'angoisse et l'insatisfaction.

Je vous invite à vous focaliser sur l'instant présent. Admirez-le et profitez-en. Contentez-vous de ce qui se présente à vous. C'est la meilleure manière de vous libérer des émotions et pensées négatives. Ce faisant, vous êtes plus disposé à reconnaître vos limites et à accepter les autres tels qu'ils sont.

2.2. Importance de la méditation dans le lâcher-prise

La méditation vous déconnecte des turbulences de la vie quotidienne. Elle vous débarrasse des pensées négatives, du stress, des souvenirs et des projections superflues. Elle remet votre état d'esprit à neuf, vous donne la paix de l'esprit et renouvelle votre vision du monde. Ceci vous permet de vous concentrer sur l'instant présent, d'accepter les réalités de la vie et de s'y adapter à cœur joie.

Exercice de lâcher-prise

je vous propose cet exercice dont les étapes sont les suivantes :

- asseyez-vous confortablement sur une chaise ;
- fermez les yeux et respirez de manière naturelle, c'est-à-dire à votre rythme ordinaire ;
- ressentez et observez les mouvements de votre corps générés par la respiration ;
- mettez votre attention sur le trajet de l'air ;
- videz votre tête de toute pensée et focalisez-vous sur votre respiration ;
- faites cet exercice pendant quelques minutes, puis ouvrez les yeux.

Le présent exercice favorise l'ouverture d'esprit et l'ingéniosité. En le pratiquant régulièrement, vous arrivez à trouver automatiquement des idées ou moyens efficaces pour surmonter les situations incontrôlables.

Lorsque vous êtes en colère, cela signifie que vous vous êtes frustré ou que vous craignez un danger potentiel. Cela peut aussi être lié à la non-satisfaction d'un besoin. L'amertume que vous ressentez ajouté à la peur vont vous amener à prendre des dispositions nécessaires, des mesures de sécurité. Ainsi, vous vous apprêtez à réagir en conséquence et à trouver les solutions adéquates.

À vrai dire, vos émotions font partie intégrante de votre vie. Et, comme vous ne pouvez vous en départir, acceptez-les telles qu'elles sont. Restez posé et prenez le temps d'écouter attentivement et de ressentir vos émotions. Il s'agit simplement d'accueillir vos émotions. Toutefois, cela ne veut pas dire que vous devez laisser vos émotions vous dominer totalement.

Parfois, vous êtes plongé dans un flot incessant d'émotions désagréables. Dépassé par le cours des choses, vous avez peut-être envie de vous résigner. Vous vous demandez s'il faut lutter contre ces émotions qui vous chagrinent. En fait, vous devez retenir que tout ceci est éphémère. Il s'agit d'une situation douloureuse en cours, mais qui prendra fin avec le temps. Surtout, il est important de s'accepter et aussi d'accepter les autres avec leurs différences.

3.2. Exercices de gratitude

Depuis quelques années, les blogueurs santé, bien-être et life style s'intéressent de plus en plus aux exercices de gratitude. Comme prouvé par de nombreuses études, des exercices du genre présentent de nombreux avantages. En effet, ils favorisent un sommeil réparateur et une bonne santé physique et mentale. Ils renforcent les performances cognitives, luttent contre le stress et la dépression. Également, ils permettent à l'homme de rester positif et de garder du cran pour évoluer dans la vie (aux plans professionnel, familial…).

La finalité de ces exercices est de réveiller en vous de la reconnaissance et de la gratitude. En cours ou en fin de journée, identifiez 1, 2, 3, 4 ou 5 évènements joyeux qui vous ont ravivé au cours de la journée. Avez-vous partagé un café ou un repas avec un proche, reçu un cadeau ou vu un bel oiseau voler dans le ciel ? Avez-vous été complimenté par votre patron ou réussi un exploit au boulot ? N'hésitez pas à l'écrire, à le dessiner ou à le raconter à vous-même avec joie, et en affichant un sourire dégagé.

Cette expérience va vous procurer le bonheur. Comme vous le savez, l'on retrouve le bonheur dans de petites choses. Faites-le sur le long terme et vous allez ressentir un bien-être intense. Si vous n'arrivez pas à le faire de manière permanente, vous pouvez le faire de manière alternée c'est-à-dire par période.

Chapitre 4

Le stress

---·◆·---

4.1. Les causes du stress

Le stress est un état d'anxiété accru. Il vous affecte tant sur le plan physique que sur le plan psychique. Il peut être lié à des stimuli physiques, mentaux, sociaux ou émotionnels.

Toutefois, la plupart des cas de stress rencontrés sont dus à :

- un changement brusque dans la vie de l'individu ;
- une éventuelle menace produite ou en vue ;
- une forte envie (justifié ou non) de réagir face à une urgence.

Outre ces facteurs, le stress peut être le fait de :

- causes mineures (contrariétés) ou majeures (angoisse) ;
- causes positives (trac) ou négatives (conflit) ;
- causes exceptionnelles ou constantes ;
- causes prévues ou imprévues.

Vous pouvez aussi développer un stress d'ordre physiologique lié à une réaction à un traitement médicamenteux, une blessure ou une maladie. Dans ces conditions, pour réagir efficacement face à ces menaces ou éléments nouveaux, l'organisme humain est obligé de procéder à des modifications physiologiques. Ajoutons que vous contractez aussi du stress quand vous vous fixez des objectifs à atteindre urgemment.

4.2. L'organisme et ses réactions au stress

C'est normal de stresser quand vous faites face à une situation embarrassante. L'organisme humain dispose d'un système d'alarme automatique.

Il vous alerte en cas de problème :

- le rythme cardiaque s'accélère ;
- la sécrétion d'adrénaline et la tension augmentent ;
- les vaisseaux sanguins se contractent (phénomène de vasoconstriction).

Dès que ces signaux apparaissent, soit vous trouvez une solution, soit vous vous abstenez de réagir. En absence de réaction, le stress s'installe et vous ronge physiquement et psychologiquement. Cependant, ne percevez pas directement le stress comme un élément négatif. Il revêt une certaine importance dans l'existence humaine. Il vous permet de vous réinventer.

Facteur de motivation, il développe en vous l'esprit de compétition. En cas de pic de stress, il y a sécrétion d'adrénaline, tout l'organisme se déploie immédiatement. Votre force musculaire se décuple. Vos sens s'activent et vos réflexes deviennent plus rapides et automatiques.

4.3. Les hormones du stress

Une hormone est une molécule produite au niveau d'une glande du système endocrinien. Chaque hormone assure une fonction essentielle dans l'organisme. Les hormones sont en réalité chargées du transport des messages chimiques, par voie sanguine, dans tous les organes et elles sont responsables des sensations et sentiments que nous éprouvons.

Les hormones contrôlent le métabolisme, le développement de l'enfant, l'humeur, et bien d'autres aspects de notre vie. Elles participent donc à la croissance des muscles et au bon fonctionnement des organes et des systèmes internes. De fait, les hormones agissent sur le bien-être physique, physiologique et sur les comportements.

Lorsqu'une personne est stressée, son organisme produit et libère des hormones spécifiques qui permettent de faire face à la cause du stress.

Trois hormones associées au stress :

❖ L'adrénaline

Elle est produite par les glandes surrénales en situation de stress. Elle passe dans le sang et affecte le cœur, l'estomac et l'intestin à travers :

- une augmentation de la pression sanguine, de la fréquence cardiaque et du taux de glycémie
- une dilatation des voies respiratoires
- une excitation dans tout l'organisme et de l'esprit

Pour un retour au calme, il faut que le niveau d'adrénaline chute et soit nul, pour éviter les risques de dépression. Pour traiter les urgences telles que les cas d'asthme, les états de choc et les arrêts cardiaques, les médecins se servent de certains médicaments dont le principe actif est l'adrénaline.

❖ La noradrénaline

Très proche de l'adrénaline, la noradrénaline est la deuxième hormone du stress. Elle déclenche un rétrécissement des petites artères, entraînant ainsi une augmentation de la pression sanguine et une baisse de la fréquence cardiaque.

❖ Le cortisol

C'est l'hormone qui fournit de l'énergie à l'organisme face à une situation stressante. La concentration de cortisol dans le sang varie considérablement au cours de la journée.

Quelles sont les hormones qui aident à éliminer le stress ?

Encore appelées « hormones du bonheur », ces hormones sont de quatre ordres et chacune d'elles agit positivement dans l'organisme.

On distingue :

❖ La dopamine

Elle suscite une plus grande concentration et pousse à entreprendre et innover. 7 à 9 heures de sommeil la nuit, la pratique régulière d'un sport, la détente et une pleine satisfaction, ainsi que le fait de célébrer ses petites victoires sont autant de moyens efficaces pour déclencher la production de la dopamine.

❖ La sérotonine

Elle déclenche les fonctions nécessaires au bien-être physique et moral, et elle permet de bien dormir.

Pour activer la production de la sérotonine, il faut, entre autres, faire une sortie dans la nature, s'offrir un bain de soleil pour augmenter le taux de vitamine D et avoir un régime alimentaire sain et équilibré.

❖ L'endorphine

Il calme le stress, soulage la douleur et rend énergique. Pour stimuler sa production, il est conseillé de beaucoup rire. Le chant, la danse, les jeux entre amis, en activent la production et permettent d'avoir un bon moral. Les étirements sont efficaces pour la détente.

❖ **L'ocytocine**

Elle favorise le bien-être, fait chuter le stress et permet de développer des rapports avec son entourage.

Pour booster l'ocytocine, vous pouvez faire de la méditation, enlacer un proche, faire des câlins aux personnes que vous aimez, prendre du temps pour vous...

4.4. Les symptômes du stress

Le stress provoque plusieurs types de symptômes :

Les symptômes physiques

- les tensions musculaires ;
- les problèmes digestifs ;
- les troubles du sommeil et de l'appétit ;
- le vertige ;
- le souffle court ;
- la fatigue.

Les symptômes psychiques

- l'agitation ;
- l'irritabilité ;

- l'indécision ;
- l'inquiétude ;
- l'anxiété ;
- le manque de joie de vivre et d'estime de soi ;
- la tristesse ;
- la baisse de libido ;
- le manque de concentration.

Les symptômes comportementaux

- la perception négative de la réalité ;
- les difficultés d'organisation ;
- les difficultés relationnelles ;
- l'absentéisme ;
- l'isolement ;
- l'attrait excessif pour la télévision ;
- la consommation accrue d'excitants (thé, café), de sucre, de drogues et d'alcool ;
- la prudence pour éviter les situations contraignantes ;
- le manque de motivation.

4.5. Les divergences de réaction face au stress

Les réactions face au stress varient d'un individu à un autre. Certains sont « tolérants au stress » pendant que d'autres ne le sont pas. Par ailleurs, il y a des personnes qui aiment être sous l'effet de l'adrénaline. Et, pour satisfaire ce penchant, elles provoquent sciemment le stress. Le problème, c'est qu'en agissant ainsi, elles sont plus sujettes aux maladies cardiovasculaires.

Dans certains cas, le système nerveux a du mal à déclencher automatiquement une réaction de détente après résolution de l'agent source. Or, la menace est déjà écartée, et il faudrait désactiver le système d'alerte, afin que les symptômes disparaissent.

4.6. Les deux principales formes de stress

Il existe deux grands types de stress : le stress aigu et le stress chronique.

❖ **Le stress aigu**

La plupart des gens souffrent souvent du stress aigu. Présent dans le quotidien de l'homme, ce type de stress est temporaire et ses symptômes et troubles sont passagers. Il est bon dans la mesure où il permet à l'individu, sous l'effet de la frustration et de la pression, d'être motivé et d'agir avec plus d'engagements.

Néanmoins, il devient nuisible quand il apparaît de manière régulière et qu'il a tendance à s'installer dans la vie du sujet. Dans ce cas, il peut avoir des répercussions physiques et sanitaires pour l'individu. Il peut aussi avoir des comportements déplacés, de quoi rendre difficiles ses relations sociales.

❖ Le stress chronique

En absence de solution pour éradiquer l'agent source, le sujet sombre dans un stress chronique. Ce type de stress apparaît suite à un traumatisme qui a encore des répercussions physiques et/ou émotionnelles. Sous l'effet du stress chronique, l'individu développe un comportement agressif et des maladies cardiaques.

4.7. Le syndrome général d'adaptation

En face de difficulté vous pouvez facilement stresser. En fait, les symptômes du stress s'observent d'abord au plan physique avant de vous consumer psychologiquement.

Les trois phases du syndrome général d'adaptation sont :

La phase d'alarme : C'est la phase initiale qui va permettre de réagir à une situation de stress.

La phase de résistance : À ce niveau, l'individu essaie de s'adapter à la situation source de stress.

La phase d'épuisement : Elle désigne l'échec de la tentative d'adaptation (phase de résistance). Ici, l'agent source de stress intervient régulièrement et à tendance à s'installer durablement dans la vie de l'individu.

Le syndrome général de stress est susceptible de plonger l'individu dans un état de stress régulier. Ainsi, il demeure dans un esprit de négativité permanente.

Par conséquent, il vaudrait mieux pallier cette situation avant qu'elle atteigne le stade de stress chronique.

Chapitre 5

La relaxation par la respiration

Bien que nous considérions souvent la respiration comme un acquis et un bien naturel qui ne nécessite pas que nous nous y attardions, elle représente pourtant, la base de toutes les techniques efficaces pour mieux gérer le stress et les états émotionnels. Il existe des exercices faciles et pratiques pour utiliser la respiration à son avantage.

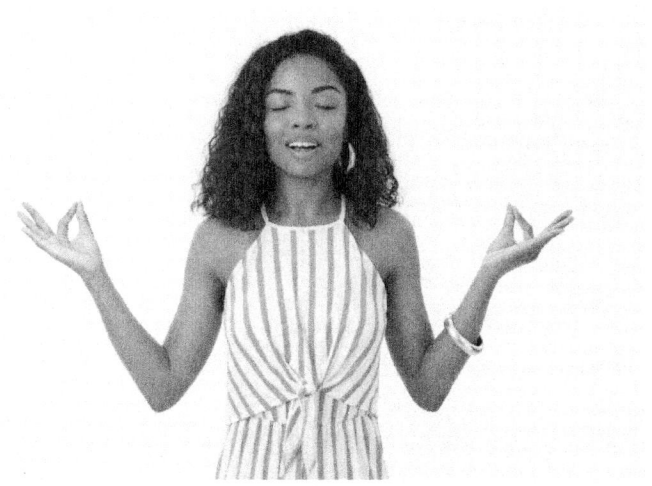

5.1. Respiration thoracique et abdominale : savoir reconnaître les types de respiration

Généralement, nous respirons sans en être conscient, tant la respiration nous semble naturelle. Chez un adulte, on compte 12 à 20 mouvements respiratoires par minute, soit environ 23 000 en une journée, pour un total de 12 000 litres d'air respirés chaque jour.

Qu'est-ce que la respiration thoracique ?

La respiration thoracique est spontanée et inconsciente. Ici, c'est la partie supérieure du thorax qui est sollicitée.

- Au moment de l'inspiration, il y a une contraction des muscles élévateurs des côtes et des muscles intercostaux. Le diaphragme ne fournit qu'un petit effort à ce niveau.

- L'air pénètre dans la partie supérieure des poumons, freinant ainsi l'oxygénation.

- Lors de l'expiration, il y a une expulsion de l'air des poumons, grâce à l'inversion du processus.

La respiration abdominale, la base d'une bonne oxygénation des cellules

Pratiquer une respiration abdominale, c'est le fait d'être conscient de sa respiration. Elle aide la personne qui la pratique à mieux contrôler sa respiration, à travers des mouvements respiratoires lents et profonds, ce qui garantit une bonne oxygénation des cellules du corps.

En pratique

- Lors de l'inspiration, il y a une contraction des muscles élévateurs des côtes et des muscles intercostaux, ce qui entraîne un enfoncement du diaphragme dans la paroi abdominale et une compression des viscères. Il s'en suit un relâchement des muscles abdominaux et un gonflement du ventre.

- La dilatation des poumons entraine une ampliation de la cage thoracique. Les poumons se remplissent alors d'air, ce qui permet une meilleure oxygénation.

- Au moment de l'expiration, grâce à la relaxation des muscles contractés lors de l'inspiration, le diaphragme retourne à sa position initiale.

Quel est l'impact de cette respiration sur le stress et l'anxiété ?

Cet exercice de respiration active le centre nerveux qui freine les différentes fonctions du corps et inhibe l'activité du centre nerveux qui provoque une accélération de ces fonctions. Ceci ralentit le rythme cardiaque, fait baisser la pression artérielle, et entraine un relâchement des muscles, ainsi qu'une diminution du diamètre des bronches.

Le cerveau humain, en recevant ce message nerveux, se détend. Il y a alors une chute du niveau de stress et d'anxiété. L'esprit retrouve une certaine quiétude qui fait disparaitre toutes les mauvaises pensées.

L'inspiration entraine une contraction des muscles qui se relâchent lors de l'expiration, dès que le diaphragme retourne à sa place de départ. Ces mouvements respiratoires et le mécanisme qu'ils déclenchent favorisent une détente des organes.

Pour faire cet exercice, couchez-vous sur le dos et placez vos mains sur votre ventre. Expirez pour chasser l'air de vos poumons. Remplissez votre ventre d'air en prenant une grande inspiration, puis expirez lentement par la bouche en exerçant une légère pression sur votre ventre avec vos mains. Vous sentirez votre ventre s'abaisser progressivement. Reprenez dix fois de suite ces mouvements respiratoires et profitez de la sensation agréable qu'ils vous procurent.

5.2. La respiration carrée pour débuter la journée en toute sérénité

Il est recommandé de pratiquer la respiration carrée tôt le matin, dès que vous vous réveillez et que votre esprit est encore libre de toute pensée. Elle vous plonge dans une profonde détente qui vous prépare pour la journée, quel que soit ce qu'elle vous réserve.

Le mode d'emploi

- Asseyez-vous sur une chaise ou au bord de du lit. Redressez-vous et mettez vos mains sur vos genoux. Les pieds posés au sol, fermez les yeux.

- Sans vous presser, comptez mentalement de 0 à 4 en inspirant par le nez. Avec les poumons remplis d'air, bloquez votre respiration et faites le décompte dans votre tête.

- Reprenez le compte de 0 à 4 au moment de l'expiration, en chassant l'air par le nez. À 4, les poumons bien dégagés, bloquez votre respiration pendant 4 secondes.

- Reprenez 4 fois de suite cet exercice de "respiration carrée

5.3. La cohérence cardiaque, efficace contre les crises d'angoisse, d'anxiété et de colère

La cohérence cardiaque fait baisser les niveaux de cortisol, l'hormone du stress, et réduit les effets de cette hormone sur le cœur. La technique favorise une baisse du rythme cardiaque, de la pression artérielle, ainsi que le taux de sucre dans le sang. Elle régularise les variations entre deux contractions cardiaques, ce qui apaise les symptômes de l'anxiété et d'une tension artérielle anormale, et aide à avoir plus confiance en soi.

Quel est le moment idéal pour faire un exercice de cohérence cardiaque ?

Vous pouvez faire un exercice de cohérence cardiaque avant de vous rendre à un entretien d'embauche, à une réunion de travail qui s'annonce stressante, à un rendez-vous chez votre médecin, avant d'entamer une conversation délicate avec un collègue ou un proche, ou si vous savez que vous serez coincé dans un embouteillage ou une file d'attente.

La cohérence cardiaque est aussi efficace pour se remettre d'une grande crise d'anxiété.

Comment pratiquer la cohérence cardiaque ?

Asseyez-vous dans un cadre calme et paisible, à l'abri de tout bruit, de toute distraction et de toute personne susceptible d'interrompre votre exercice. Pensez à éteindre votre smartphone avant de commencer pour avoir le calme nécessaire.

<u>Le mode d'emploi</u>

- Expirez profondément pour chasser l'air de vos poumons.

- Prenez une profonde inspiration et allez-y lentement en comptant de 0 à 5 dans votre tête.

- Chassez l'air de vos poumons par la bouche en faisant le décompte.

- Reprenez l'exercice à six ou dix reprises.

Vous pourrez constater les premiers effets au bout de quelques séances, ou après des semaines de pratique régulière. Tout dépend de votre organisme.

Si vous avez souvent des palpitations en état de stress, ou que vous faites des crises de stress aigu et brutal, des exercices de respiration profonde pourront vous soulager. La respiration profonde fait baisser le taux d'adrénaline, stabilisant ainsi la fréquence et le débit cardiaque.

Pour profiter des effets de la respiration profonde, faites l'exercice pendant 10 secondes : inspirez pendant 4 secondes et expirez pendant 6 secondes. Reprenez l'exercice autant que possible (au moins 10 fois) jusqu'à plonger dans un état de quiétude et de paix profonde.

5.4. La respiration de la paille pour calmer son appréhension

Cette technique vous aide à retrouver confiance en vous et à vous contrôler.

À quel moment pratiquer la respiration de la paille et comment s'y prendre ?

Il est recommandé de faire cet exercice avant un exposé devant vos supérieurs, avant d'aller à un entretien d'embauche, avant la phase orale d'un examen, etc.

Le mode d'emploi

- Couché ou assis confortablement, prenez une profonde inspiration.

- Soufflez lentement comme dans une paille.

- Faites une respiration lente (inspiration – expiration).

- Faites dix séries de respirations en augmentant à chaque cycle, la durée de l'exercice.

5.5. La respiration "crise de calme" pour l'entrainement physique

La respiration « crise de calme » vous met en condition avant une activité qui demande un effort physique. Au cours de l'activité, vous aurez pleinement conscience de chaque partie de votre corps et de vos capacités.

Quand et comment pratiquer la respiration "crise de calme" ?

Pratiquez la respiration « crise de calme » une heure avant de démarrer une activité sportive : un footing, un match, etc.

Le mode d'emploi

- Asseyez-vous en gardant vos jambes tendues, de sorte à réduire au maximum l'angle au niveau de votre bassin.

- Expirez lentement pour chasser l'air de vos poumons.

- Comptez mentalement jusqu'à 4 en inspirant et retenez votre respiration pendant 1 seconde.

- En expirant par la bouche, comptez jusqu'à 12 ou au moins 10 au début, puis retenez votre souffle pendant 1 seconde.

- Reprenez l'exercice trois fois.

5.6. La respiration rebond, l'exercice pour faire le plein d'énergie

La respiration rebond active la circulation sanguine dans les jambes, assure une bonne oxygénation des muscles et tissus, ce qui détend les muscles et prépare le corps à l'activité.

Quand et comment pratiquer la respiration rebond ?

Vous pouvez faire des exercices de respiration rebond au réveil, lorsque vous peinez à quitter le lit, après votre pause déjeuner, ou encore lorsque vous êtes épuisé malgré la quantité de travail qui vous attend.

<u>**Le mode d'emploi**</u>

- Mettez-vous debout, les pieds plats au sol et prenez une profonde inspiration comme si vous voulez plonger.

- Bloquez votre respiration et faites de petits bonds sur place.

- Dès que vous commencez à ressentir le besoin de souffler, faites une pause et expirez.

- Faites une série de respiration lente pour retrouver vos esprits et prendre conscience de vos pieds bien posés au sol.

- Reprenez l'exercice 3 ou 4 fois, en alternant avec des séries de respiration.

5.7. La respiration alternée, la solution pour plus de créativité et une meilleure concentration

La respiration alternée consiste à se concentrer sur sa respiration, afin de revenir à soi et se focaliser à nouveau sur soi et sa tâche. Elle calme toute stimulation nerveuse et dispose à quelques moments de rêverie qui stimulent la créativité.

Quand et comment pratiquer la respiration alternée ?

La respiration alternée est très efficace lorsqu'on est submergé par toutes sortes de pensées et qu'on n'arrive pas à résoudre une situation délicate, ou lorsqu'on a du mal à se concentrer sur une tâche complexe, etc.

Le mode d'emploi

- Avec la main que vous utilisez le plus, placez votre pouce sur une narine et votre annulaire sur la seconde.

- De votre annulaire, bloquez votre narine gauche et inspirez de la narine droite.

- Utilisez ensuite votre pouce pour boucher votre narine droite et videz l'air de vos poumons par la narine gauche.

- Prenez une bonne inspiration par la narine gauche et bloquez-la, avant d'expirer par la narine droite.

- Reprenez l'étape précédente, mais avec la narine droite.

- Reprenez dix fois cet exercice de respiration.

5.8. La méthode 4-7-8 pour s'endormir ou retrouver le sommeil en cas de réveil nocturne

La méthode 4-7-8 consiste à se concentrer sur sa respiration. Elle permet d'être plus calme et de se débarrasser de toutes les pensées et des bruits qui vous gardent éveillé en vous privant de sommeil.

Quand et comment pratiquer la respiration 4-7-8 ?

Pour pratiquer la respiration 4-7-8, couchez-vous sur le dos dans votre lit.

Le mode d'emploi

- Chassez l'air de vos poumons en soufflant lentement.
- Comptez mentalement de 0 à 4, en inspirant par le nez.
- Bloquez votre respiration en comptant jusqu'à 7.
- Expirez ensuite par la bouche pendant 8 secondes.
- Reprenez l'exercice à dix reprises.

Pour sentir les effets de ces exercices, vous devez les pratiquer régulièrement, dans des cadres paisibles et suivant le mode d'emploi. Vous pourrez ainsi les assimiler correctement et les pratiquer aisément quand vous voudrez.

Vous pouvez également utiliser certaines applications qui ont fait leurs preuves :

Kardia : C'est une application gratuite, disponible sur Google Play et App Store, utilisée pour l'initiation à la cohérence cardiaque. L'application vous amène à aligner votre respiration sur l'image d'une sphère qui gonfle et se dégonfle. Et si le noir vous détend, pas d'inquiétude. L'option plein écran projette la lumière de l'écran autour de vous.

L'application Respiration Pranique Méditation & Sérénité qui est gratuite sur Google Play et **l'application Deep Calm** disponible gratuitement sur App Store vous suggèrent plusieurs techniques que vous utiliserez en fonction des effets recherchés.

Vous avez la possibilité de régler la musique, la durée des exercices et d'autres paramètres selon vos préférences.

L'application Petit Bambou, téléchargeable sur App Store et Google Play, vous aide à faire de la méditation. Sa version gratuite comporte un exercice de respiration "crise de calme" d'une durée de 3 minutes qui est guidée par une voix. L'application est très efficace pour un retour au calme et à la quiétude.

Chapitre 6

La règle du 3.6.5 en cohérence cardiaque

———•◆•———

6.1. Qu'est-ce que la cohérence cardiaque ?

C'est une technique de gestion personnelle ou individuelle du stress et des états émotionnels, très bénéfique, sur les plans physique, mental et émotionnel. Elle aide à mieux contrôler sa respiration pour maîtriser ses moments de stress et d'anxiété. Cette technique permet aussi de soulager les états dépressifs et de faire baisser la tension artérielle.

En effet, la cohérence cardiaque est une forme de variation cardiaque qui consiste à contrôler la capacité du cœur à stimuler ou freiner son activité pour maintenir un état de quiétude, quel que soit le milieu dans lequel on se trouve. Parmi les multiples techniques de gestion du stress, la cohérence cardiaque résultant d'un exercice de respiration suivant la règle 365 constitue la technique la plus rapide et elle est très pratique. Il suffit de faire l'exercice 3 fois dans la journée, à raison de 6 séries de respiration par minute, et ceci durant 5 minutes.

Le cœur est en liaison directe avec le cerveau, grâce à son réseau composé de multiples neurotransmetteurs et environ 40 000 neurones. Les exercices de respiration faits pour obtenir la cohérence cardiaque permettent de stabiliser le rythme cardiaque et de communiquer avec le cerveau.

6.2. Comment appliquer la règle 3.6.5 en cohérence cardiaque ?

Le cerveau humain comporte deux systèmes nerveux fondamentaux à savoir le système somatique qui contrôle les actes volontaires et le système autonome, chargé de la régulation automatique. Le cœur est un acteur clé du système nerveux somatique sur lequel il agit pour une adaptation aux changements de milieu. À ce niveau, la variabilité cardiaque qui correspond à la variation de la fréquence cardiaque et de la capacité du cœur à contrôler son activité, détermine l'état de santé du sujet et elle est évaluée grâce à son amplitude. Une forte amplitude correspond à une bonne santé.

Le système nerveux autonome comprend également, deux sous-systèmes que sont le sympathique et le parasympathique.

Le sympathique active les actions de fuite ou du combat, contrôle l'augmentation de la fréquence cardiaque et respiratoire, la dilatation des pupilles et le ralentissement de la digestion.

Le parasympathique stimule les activités liées à la guérison, à la relaxation, au repos, etc.

Lorsqu'une personne est en bonne santé, il y a un équilibre entre les deux sous-systèmes. Lors de la respiration qui sollicite le système nerveux autonome et le système nerveux somatique, l'inspiration fait intervenir le sympathique tandis que c'est le parasympathique qui est en activité lors de l'expiration. De fait, des exercices de respiration permettent d'avoir le contrôle du système nerveux autonome.

Par ailleurs, il faut noter qu'une minute de respiration comprend 5 secondes d'inspiration et cinq secondes d'expiration.

Dans la règle 365, les six mouvements respiratoires par minute garantissent un équilibre de cohérence cardiaque. Elle reste facile et accessible à tout le monde puisqu'elle suit le rythme normal chez l'homme. Elle permet de s'aligner sur la fréquence respiratoire de 0,1 hertz qui correspond à la fréquence de résonance de plusieurs systèmes de l'organisme, y compris les systèmes sympathique et parasympathique.

6.3. Les bienfaits de la cohérence cardiaque

Les exercices de cohérence cardiaque procurent des avantages aussi longtemps qu'on respecte une pratique régulière.

<u>Les effets immédiats sont :</u>

- Une accélération de l'amplitude de la variabilité cardiaque
- Une courbe régulière et bien arrondie
- Un état de quiétude

<u>Les effets sur une durée moyenne de quatre heures :</u>

- Une chute du niveau de cortisol, l'hormone du stress
- Une élévation du taux de DHEA, l'hormone de jouvence qui freine le vieillissement des cellules
- Une augmentation des IgA salivaires, acteurs de la défense immunitaire
- Une augmentation de l'ocytocine, le neurotransmetteur responsable de l'attachement, également connu sous le nom d'hormone de l'amour
- Une augmentation du facteur natriurétique auriculaire, l'hormone qui permet de calmer l'hypertension artérielle
- Une augmentation des ondes alpha qui améliore la mémoire facilite l'apprentissage, la communication et la coordination
- Un effet positif sur les neurotransmetteurs chargés de transmettre les émotions, y compris la dopamine qui est

liée au plaisir, et la sérotonine qui intervient dans la prévention de la dépression et des crises d'angoisse.

Les effets durables obtenus (au bout de dix jours) :

- Une baisse de l'hypertension artérielle
- Une baisse du risque cardiovasculaire
- Une stabilisation du taux de sucre
- Réduction du périmètre abdominal
- Une récupération rapide
- Une meilleure mémoire et une concentration renforcée
- Une baisse des troubles de l'attention et de l'hyperactivité
- Une réduction de la sensibilité à la douleur
- Un recul des crises d'asthme
- Une régression des maladies inflammatoires

6.4. La cohérence cardiaque en pratique

Pour jouir des bienfaits de la cohérence cardiaque, il faut la pratique suivant la règle des 3.6.5, qui se décline comme suit : 3 fois par jour, 6 respirations par minute et pendant 5 minutes.

Ce chiffre n'est pas anodin. Il a une signification physiologique.

Il faut pratiquer l'exercice 3 fois par jour puisque les effets positifs s'estompent au bout de 3 à 6 heures. Il faut donc espacer les séances d'au moins 4 heures de temps pour des effets durables, dont le plus important est la stabilisation et la modulation du taux de cortisol, l'hormone du stress. La séance du matin ne doit pas être négligée, car c'est le matin qu'on a le niveau le plus élevé de cortisol dans l'organisme.

Il est recommandé de faire la seconde séance 4 heures de temps après la première pour se remettre des événements de la matinée et se mettre en condition pour déjeuner et bien digérer. La dernière séance de la journée, pratiquée dans la soirée, permet de se remonter de tout ce qui s'est passé dans l'après-midi et de se préparer pour la soirée.

Il est recommandé de faire 6 respirations par minutes puisqu'elle permet de s'aligner sur la fréquence de résonance des systèmes cardio-pulmonaires et fait monter l'amplitude de la variabilité cardiaque.

Pour ce faire, il faut, à chaque respiration, inspirer par le nez pendant 5 secondes et expirer lentement par la bouche pendant 5 secondes

La meilleure position, c'est la position assise, le dos bien droit. En effet, des facteurs physiologiques et anatomiques bloquent la cohérence cardiaque lorsque vous vous allongez durant l'exercice.

6.5. L'apprentissage et les guides respiratoires

Il faut une pratique régulière et des exercices faits suivant une certaine progression, pour parvenir à une bonne pratique de la cohérence cardiaque. Vous pouvez rechercher des guides pour atteindre votre objectif, afin de pouvoir, maîtriser une série de 30 respirations durant 5 minutes.

❖ **Guide pour compter les secondes**

Pour ne pas perdre le fil en comptant les secondes, vous pouvez vous servir d'une montre à électronique ou à trotteuse, d'un ordinateur. Réglez votre minuterie ou votre alarme électronique sur 5 min, comptez mentalement les secondes à chaque mouvement respiratoire (inspiration et expiration) jusqu'à la fin de la durée de l'exercice. Vous aurez fait 30 séries de respiration en 5 minutes.

Vous avez également la possibilité de représenter des vagues sur une feuille de papier, en réglant votre minuterie sur 5 min. Faites un dessin de la respiration : lorsque le crayon monte, vous devez inspirer, et lorsqu'il revient à sa position de départ, vous expirez.

Si vous le désirez, fermez les yeux, en comptant les vagues, jusqu'à obtenir les 30 vagues.

- ❖ **Guide pour ne rien compter (applications en ligne, sur smartphone)**

Les applications pour faire l'exercice vous font observer les mouvements d'un objet qui monte et descend, et vous devrez aligner votre respiration sur ce rythme durant 5 minutes.

- ❖ **Logiciels de Cohérence Cardiaque**

Les logiciels de cohérence cardiaque fonctionnent de la même manière que les applications, à la différence que vous avez ici un retour visuel qui vous permet de contrôler votre état de cohérence cardiaque. Même principe, mais avec un retour visuel qui garantit le suivi de l'état de cohérence cardiaque.

Somme toute, la cohérence cardiaque est une technique simple, facile et accessible à tous. Il faut la pratiquer régulièrement, en l'intégrant dans votre hygiène de vie naturelle pour en obtenir les bienfaits.

Si vous rêvez de longévité, prenez dès maintenant l'habitude d'avoir une respiration normale, à un rythme régulier, 3 fois par jour pendant 5 minutes, juste 5 petites minutes de votre temps à consacrer à vos exercices de respiration où vous voulez : dans les toilettes, le métro, les embouteillages, les files d'attente, etc.

Chapitre 7

Apprendre à méditer plus facilement (maîtriser les bases de la méditation)

La méditation est un exercice qui vous permet de détendre vos sens et votre corps (de la tête au pied). Il s'agit en fait d'un exercice axé sur le mental. Pratiquer cet exercice vous permet de réduire le stress et l'anxiété. Outre ceci, la méditation dissipe les pensées négatives de votre esprit.

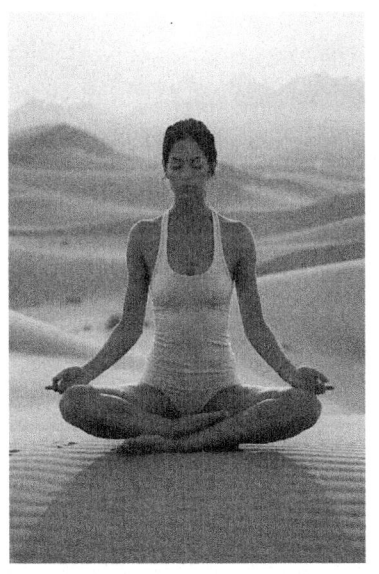

La méditation n'est pas une activité récente, elle est pratiquée depuis longtemps dans plusieurs autres méthodes de relaxation approuvées par la communauté scientifique. Elle n'a donc pas toujours un lien avec la spiritualité.

7.1. Que peut vous apporter la méditation ?

Pratiquer la méditation affecte de façon positive votre corps. Dans un premier temps, elle vous permet de gérer votre stress ; et dans un second temps, elle vous apaise, vous procure la bonne humeur et vous rend psychologiquement plus équilibré.

Tous ses effets ont un impact sur votre organisme. Ils participent notamment à la régulation du taux de cholestérol, de la pression artérielle et à l'amélioration du système immunitaire.

Plusieurs études scientifiques (en neuroscience) se sont intéressées aux exercices de méditation et de pleine conscience. Ces études ont prouvé que lesdits exercices ont un impact réel sur l'activité et la structure du cerveau. Selon ces études, la médiation et les exercices de pleine conscience renforcent celui qui les pratique et le rendent plus résistant au stress ; lui permettent de mieux faire face à l'anxiété, à la dépression, à la douleur, et aux troubles du sommeil ; développent ses facultés cognitives et améliorent son système immunitaire et cardiovasculaire, ce qui participe à son bien-être.

7.2. Comment pratiquer la méditation ?

Pour les débutants, sachez que pour trouver le silence, cela requiert de la patience et de la pratique. Définissez une méthode que vous adopterez chaque fois, afin que cela devienne votre routine. Ainsi, votre corps s'adaptera plus facilement et vous permettra d'accéder à l'état de tranquillité souhaité.

Vous trouverez ci-dessous huit étapes à suivre pour pouvoir pratiquer la méditation :

- Optez pour un environnement tranquille, loin de toute perturbation. Faites en sorte de ne pas être dérangé ni interrompu par quoi que ce soit (ni par quelqu'un ni par votre smartphone).

- Choisissez des vêtements assez confortables et chauds, puisque la température du corps chute quand il est immobile. Donc, vous devez vous équiper en conséquence, avec de préférence des vêtements souples et chauds (par exemple une écharpe et des chaussettes).

- Adoptez une position qui vous met le plus à l'aise. Le confort est important. Quelle que soit la position (assise, debout ou celle du lotus) que vous choisirez, assurez-vous d'être vraiment à l'aise. Vous pouvez vous servir d'un coussin, d'une serviette ou de n'importe quel autre objet pouvant vous aider à maintenir votre équilibre et votre confort.

- Adoptez une posture droite. Maintenez votre colonne vertébrale droite, penchez votre menton vers votre poitrine, tout en décontractant vos épaules vers l'arrière. Ensuite, ramenez de façon relaxe vos mains sur vos genoux, ou posez-les sur vos cuisses.

- Fixez le réveil. Puis étendez-les de manière progressive. Au début, pratiquez 5 minutes d'exercice de méditation ; ensuite, allez à 10 minutes, puis rallongez progressivement en fonction de votre degré d'adaptation. Il vous est possible de faire une pause au milieu d'un exercice de médiation ; puis continuez votre exercice durant quelques minutes. Cela vous permettra d'aiguiser vos capacités d'attention. Ainsi, vous pourriez entrer en méditation plus facilement et plus longtemps.

- Débutez l'exercice de pleine conscience : maîtrisez votre respiration. Durant l'exercice de méditation, la respiration est d'une importance capitale. Elle détend et apaise. Notre esprit est partagé entre le passé et l'avenir. Dirigez votre attention sur une partie de votre corps, si vous éprouvez des difficultés à atteindre la concentration. Puis faites comme si vous libériez votre tension musculaire uniquement à cet endroit. Après cela, essayez de ressentir sciemment cette partie de votre corps et distinguez les sensations. Pratiquez cet exercice sur toutes les parties de votre corps, afin d'étaler se ressenti sur l'ensemble de votre corps. Ouvrez votre esprit et percevez les sensations qui en découlent.

- Ouvrez votre esprit et permettez-lui de s'étendre vers d'autres horizons. Ne refoulez aucun ressenti, accueillez toutes les pensées qui traversent votre esprit ;

cependant, ne vous y attardez pas. Vous ne devez pas les influencer, vous n'êtes qu'un observateur. Il s'agit seulement de les recevoir et de les laisser passer tels des nuages dans un ciel bleu. À l'exemple d'un train qui passe dans une gare où vous êtes.

- Fin de la l'exercice de méditation : faites-le progressivement. N'arrêtez pas brusquement la méditation, prenez votre temps. Détendez-vous, et prenez le temps de deux inspirations profondes. Redressez-vous lentement après avoir ouvert les yeux, buvez votre thé préféré, et observez le paysage à travers votre fenêtre. Vous êtes enfin prêt à affronter une nouvelle journée.

Astuces et recommandations pour réussir la méditation.

Vous avez des difficultés à vous concentrer ? Vos jambes et vos pieds s'engourdissent-ils ? Ne vous inquiétez pas, ce n'est pas de votre faute. Faites preuve de patience et appuyez-vous sur les astuces ci-dessous :

Si vous rencontrez des difficultés à vous concentrer, posez devant vous un quelconque objet, à environ 1 m de votre position. Ensuite, fixez cet objet, tout en vous concentrant sur votre respiration. Au début de cet exercice, il peut s'avérer que votre esprit s'égare, persistez et vous gagnerez en concentration. Vous pouvez également faire de la relaxation musculaire, à échelle montante. Ce processus s'appuie sur les principes de la tension et de la relaxation musculaires. C'est en raison de cela qu'elle requiert peu de concentration.

Vous sentez vos jambes et vos pieds s'engourdir durant l'exercice ? Il vous suffit de changer de position, une position dans laquelle vous serez également à l'aise. Aussi, il vous est possible de vous asseoir sur une chaise ou de vous allonger, et vice-versa. Sachez cependant que les engourdissements ressentis au niveau de vos membres peuvent être causés par des vêtements trop serrés.

Accueillez les pensées qui traversent votre esprit et soyez attentif aux sensations qui parcourent votre corps. Il est inutile de vouloir vider votre esprit de toute pensée. Laissez celles-ci venir à vous. En voulant les repousser de force, elles persisteront. Laissez-les vous submerger, et elles finiront par s'en aller.

Pratiquez l'exercice de méditation à un moment et à un endroit bien définis. Par exemple à votre réveil le matin, c'est à ce moment que vos pensées sont les plus fraîches, ce qui est un état propice pour la méditation. Cependant, ce n'est pas le cas de tout le monde ; certaines personnes sont plus fraîches le soir, donc si vous êtes de ceux-là, pratiquez en soirée. Le plus important ici est la fréquence de pratique, il n'est pas question du moment. Faites de la méditation un exercice régulier, intégrez-le à votre quotidien. Ainsi, votre corps s'adaptera et s'habituera à l'exercice de méditation au moment et au lieu habituels.

Faites preuve de patience. Vous souhaitez réussir rapidement ? Soyez patient. La maîtrise de la méditation est comparable à l'apprentissage d'un instrument musical. C'est-à-dire que plus vous pratiquez, et plus vous assimilerez le principe. Si cela ne vous enthousiasme pas au point de pratiquer tous les jours, alors faites-le quelques fois.

Quelle technique de méditation me conviendrait-elle le mieux ?

Sachez qu'on peut pratiquer la méditation autrement que sur une position assise dans un environnement serein. La méditation peut se faire également en marchant, en discutant ou en écoutant des morceaux de musique. Il vous suffit d'ouvrir votre esprit. Les différentes techniques de méditation que vous pourriez pratiquer sont donc les suivantes :

La méditation à pied : il s'agit de la marche méditative, elle est la plus accessible puisque sa pratique est relativement simple. Il vous suffit de déterminer le lieu (où vous vous sentirez apaisé). Le lieu est un facteur important pour cette technique de méditation, il doit être paisible et exempt de toute perturbation sonore et autre.

Pour la pratiquer, vous devez :

- Vous préparer convenablement : ouvrez convenablement vos épaules et adoptez une posture droite ;

- Adopter une respiration profonde sans aucune précipitation : inspirez par votre nez puis expirez par la bouche. Faites-le 5 fois ;
- Commencer à marcher, avec des pas lents ;
- Libérer votre esprit de toute pensée pouvant vous distraire ; si vous n'y arrivez pas, revenez à la méditation.

Une fois à la fin de votre parcours, inspirez profondément par le nez, puis expirez par la bouche, répétez le cycle.

La méditation par la respiration : elle consiste à se servir des méthodes de respiration profonde.

La méditation par affirmation positive : ici, il s'agit de pratiquer en prononçant des paroles positives.

La méditation par visualisation : cette technique de méditation est très singulière. Elle consiste à focaliser toute son attention sur un objet (quelconque), et ceci, dans un temps relativement court au cours duquel vous décantez vos problèmes. Je vous propose ici un exemple avec un stylo.

Choisissez n'importe quel stylo de votre bureau, fixez-le, et dirigez votre attention sur celui-ci. Faites le vide et ignorez tout ce qui vous entoure.

Concentrez-vous sur chaque détail et sur chaque caractéristique de ce stylo (son poids, sa couleur, sa longueur, sa texture, son capuchon, son bouton, sa composition, son système de fonctionnement,) ; focalisez votre esprit sur chaque partie aussi infime qu'elle soit, afin que vous soyez en mesure de l'identifier au milieu d'autres stylos du même type. L'exercice consiste donc à identifier les particularités de ce stylo, ce qui le rend unique. Vous devez donc être en mesure de le décrire sans omettre aucun élément. Essayez de visualiser et de ressentir les sensations que peut vous procurer ce stylo. Faites-le, puis reposez-le. Vous pouviez pratiquer cet exercice n'importe où, et pendant vos pauses café. Cette technique de méditation ouvre votre esprit vers d'autres horizons, ce qui fait qu'elle est particulièrement importante dans un environnement de travail, à l'occasion de petites pauses ou entre deux tâches. Cet exercice se présente également sous une autre forme. Je vous parle d'une de ses variantes qui fait appel à la sensation du goût.

La méditation du goût : c'est un exercice de méditation au cours duquel vous devez vous servir de la sensation du goût. Pour commencer, vous devez choisir un aliment que vous pourriez enfermer dans votre main (un fruit, une graine, un bonbon...). Je vous propose ici, un exemple avec une noix de cajou.

Placez l'aliment dans la paume de votre main et observez-le attentivement. Faites attention à tout ce qui entoure la noix, les jeux d'ombres et de lumière, les creux, les bosses, les fissures, la géométrie de la noix, la ligne centrale, etc. Focalisez votre attention sur l'aliment, vous constaterez qu'en vérité, une noix de cajou n'est pas beige, et qu'elle est plutôt un ensemble de couleurs. Vous y trouverez certainement du blanc, du beige, du brun, du crème et plus encore. Vous constaterez également qu'elle n'est pas continue et uniforme, mais plutôt discontinue et unie à seulement quelques endroits bien précis.

Touchez maintenant la noix avec vos doigts, voyez si elle est lisse et parcourez ses fissures s'il en existe. Parcourez le pourtour de la noix de sorte à mémoriser chaque contour, chaque angle, chaque déformation. Faites-le lentement et retenez bien sa forme et ses particularités.

Placez la noix dans votre palais (bouche), ne la croquez pas, pas maintenant ! Explorez sa forme avec votre langue. Vous trouverez certainement qu'elle dégage une sorte de goût. Que remarquez-vous ? Est-elle plus lisse sous l'effet du passage de votre langue ? Sa texture, sa dureté, ont-elles changé ?

À présent, croquez la noix, d'abord en une fois, ressentez le goût libéré. Ne croquez pas tout de suite les morceaux éparpillés. Parcourez-les et estimez leur nombre et explorez leur forme. Croquez encore une fois, mais lentement, de sorte à ressentir le changement et la transformation en pâte ; ressentez l'accroissement du goût, des crispations, de l'humidité de votre bouche et des sensations qui en découlent.

Les sensations que vous aurez seront, sans aucun doute, surprenantes. Alors qu'il s'agit seulement d'une noix de cajou, comme les autres. La clé, c'est l'attention portée sur les sensations.

Tous les jours, nous rencontrons ces sensations, des goûts auxquels nous ne faisons pas suffisamment attention et dont nous n'avions pas conscience : faites-vous attention au sol sur lequel vous marchez ? aux mouvements de l'horloge ? à votre odeur ? à la température environnante ? au contact de votre corps avec d'autres surfaces/objets ?

Le fait de focaliser votre attention sur cette noix, ou sur un stylo, vous amène à diriger votre conscience exclusivement sur vos sensations. Ce qui vous permet de vous connecter à l'Ici et Maintenant.

La méditation sur le corps : il s'agit de focaliser son attention sur chaque partie de son corps.

Le Mantra : c'est une forme de méditation qui consiste en une répétition d'un mot, d'un ensemble de mots, ou encore d'un son particulier, comme ''Om''.

La méditation sonore : il s'agit d'utiliser des outils de sonorité lors de la pratique de l'exercice.

Chapitre 8

Recourir à la visualisation positive et à l'imagerie mentale pour se libérer du stress

———— • ◆ • ————

Lorsqu'on parle de visualisation positive, c'est l'utilisation positive du pouvoir de l'esprit axé sur nos « films intérieurs », c'est-à-dire ces scénarios intérieurs que nous créons dans notre esprit et qui représentent le bonheur, la réussite ou l'harmonie dont nous rêvons. Cette visualisation positive nous rend gais et enthousiastes, ce qui nous fournit la force et la détermination nécessaires pour réaliser nos rêves et réussir.

8.1. Mode de fonctionnement des techniques de visualisation positive et d'imagerie mentale

La visualisation positive et l'imagerie mentale désignent cette aptitude naturelle à recréer dans son esprit, une image, une situation, un son, une sensation... Elles font appel à l'imagination, à l'esprit et à l'intuition, afin de se construire une réserve accessible d'émotions positives, d'où nous pourrons tirer le nécessaire pour toujours rester positifs dans la vie.

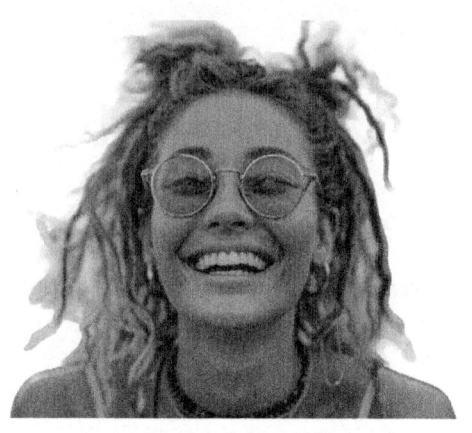

Lorsque nous faisons appel à des images qui nous font du bien, nous entraînons notre cerveau à cultiver le bien-être et à le vivre. Cependant, en quelques secondes, une pensée négative (*"je ne saurai jamais"*, *"je suis nulle"*, etc.) a le pouvoir de nous vider de toutes nos forces. L'imagerie mentale fait remonter des représentations créées par l'inconscient, tandis que la visualisation positive incite le sujet à faire appel à son cerveau et à son esprit pour retrouver des images spécifiques.

8.2. Intérêt, but et avantages sur la gestion du stress

La visualisation positive et l'imagerie mentale visent un renforcement des performances d'une personne, le bien-être, une amélioration de la qualité de vie. Elles servent également d'appui dans l'atteinte d'un objectif.

En effet, vous pouvez utiliser l'imagerie mentale ou la visualisation positive pour mieux vous préparer à affronter un événement, une situation, comme les épreuves d'un examen. Dans ce cas, il vous faudra vous représenter de manière positive les grandes étapes à franchir pour atteindre le but visé.

Elles sont aussi utilisées comme méthodes thérapeutiques pour soigner une détresse psychique ou réduire le niveau de stress et d'anxiété.

8.3. 3 exercices d'initiation à la visualisation pour se libérer du stress

Il n'y a pas de fréquence limite ou de cadre requis pour faire ces exercices de visualisation qui vous permettront de réduire votre niveau de stress. Veillez juste à ne pas les faire au volant.

Améliorez votre confiance en vous

Mettez-vous debout ou assis. Fermez les yeux et détendez-vous. Remémorez-vous votre dernier succès : un travail bien fait ou un but atteint par exemple. Remémorez-vous vos émotions, l'expression de votre visage. Revivez-les à nouveau, de même que les odeurs dans l'environnement, les bruits, ce que disaient ceux qui étaient autour de vous. Chaque détail compte.

Gratifiez-vous d'un moment de bonheur et profitez-en

Dans la même position, les yeux fermés et le corps décontracté, imaginez-vous, à une rencontre avec une personne que vous aimez bien. Visualisez la scène : cette personne attendant votre arrivée, dans un cadre illuminé. Elle vous souhaite chaleureusement la bienvenue. Écoutez ses mots et préparez ce que vous lui direz.

Acceptez ce qui est

Toujours dans la même position, représentez dans votre esprit une fâcheuse situation inattendue : une grosse dépense urgente ou un voyage reporté à la dernière minute, par exemple. Laissez l'émotion causée par cet imprévu vous envahir. Allez ensuite à la découverte de tous les avantages inattendus qui en découlent : vous avez une nouvelle machine qui fait moins de bruit, vous voyagez en première classe. Éprouvez cette reconnaissance que votre être témoigne à un problème qui vous réservait de belles choses.

8.4. Visualisation anti-stress : 3 exercices de relaxation profonde

Si vous n'avez pas le temps pour faire de la lecture, vous pouvez enregistrer les exercices pour les écouter plus tard. Veillez à utiliser une voix calme et apaisante. À chaque étape, il y a une série de respirations à faire (*"inspiration"* et *"expiration"*), représentée par le symbole ◊.

Une fois l'exercice terminé, soyez prêt à rouvrir vos yeux, en plongeant dans un état d'esprit apaisé, revigoré et clair. Il vous revient de définir en vous, ce que vous souhaitez ressentir à la fin de l'exercice.

Reposez votre regard

Repérez un point quelconque au plafond ou sur votre mur et focalisez-vous là-dessus ◊ ◊ ◊. Ressentez votre corps se détendre ◊ ◊ ◊. Ressentez ce doux bonheur qui parcourt votre être ◊ ◊ ◊.

Vous respirez plus lentement ◊ ◊ ◊, puis normalement et à un bon rythme ◊ ◊. Vos yeux sont plus lourds ◊ ◊ ◊, d'une lourdeur qui vous fait du bien ◊ ◊, si bien que vous les fermez avec plaisir ◊ ◊ ◊. Profitez intérieurement de ce bonheur ◊ ◊ ◊ ◊.

Goûtez le plaisir

Remarquez la présence de votre bouche ◊ ◊ et de vos lèvres ◊ ◊. Voyez-vous à la mer. Léchez lentement vos lèvres et ressentez ce goût de sel ◊ ◊ ◊ ◊.

Concentrez-vous sur ce goût de sel, délectable et étonnant ◊ ◊ ◊. Profitez autant que vous voudrez de cette sensation. Bien que vous n'ayez pas du sel sur vos lèvres ◊ ◊ ◊, vous avez cette saveur dans votre bouche ◊ ◊ ◊.

Respirez la joie

Visualisez-vous tenant en main une fleur ◊ ◊ ◊, votre fleur préférée ◊ ◊. Ressentez la présence de cette tige que vous tenez ◊ ◊ ◊, examinez-la ◊ ◊ ◊ : sa couleur ◊ ◊ ◊, son parfum ◊ ◊ ◊.

Sentez ce relâchement de votre corps ◊ ◊ ◊, qui vous entraîne dans une profonde et agréable détente ◊ ◊ ◊.

8.5. Pratiquez de la visualisation pour regagner confiance en vous

Prenez le chemin de la sérénité

En position debout ou assise, soyez conscient de votre corps et ses appuis. Les yeux fermés, prenez conscience de votre respiration. Imaginez-vous dans un endroit réel ou non, et appréciez-y le type d'éclairage, la qualité de l'air. Jaugez les bruits, les couleurs, les odeurs du milieu et prenez-y place.

Pensez à un problème. Ressentez la sensation qu'il crée en vous et représentez-la dans votre esprit par un arbre, un bateau, une forme, etc. Voyez la représentation se construire et enregistrez-la dans votre esprit.

À présent, imaginez-vous à un moment où vous trouvez la bonne solution à ce problème. Jubilez et examinez l'environnement : là où vous vous trouvez, ceux qui sont avec vous, ce qu'ils disent et même, ce qu'ils vous donnent, votre expression faciale. Éprouvez cette agréable sensation que procure l'atteinte de votre but. Donnez-y une représentation et gardez-la en mémoire.

Pensez à nouveau à votre premier symbole et pensez à la manière de le conduire et de le changer afin qu'il puisse être associé au second. Ne vous focalisez pas sur ce qui est normal ; vous vous représentez des images qui s'adaptent entre elles.

Représentez-vous votre métier rêvé

Totalement détendu, imaginez-vous dans une autre vie avec une fonction différente qui correspond au métier de vos rêves. Visualisez ce jour tant attendu. Appréciez votre habillement et profitez de chaque moment de ce beau jour.

Imaginez-vous suivant une formation dans ce domaine puis exerçant ce métier. Vous résolvez des problèmes et vous êtes heureux d'atteindre des objectifs et vos proches se réjouissent avec vous. Imaginez-vous profitant des avantages de votre succès sans penser au moyen d'y arriver. Voyez comment vous retrouvez confiance en vous et croyez en vous pour concrétiser vos projets.

Appelez le conseil des sages

Créez dans votre esprit, une rencontre des personnes dont les points de vue comptent pour vous. Voyez-vous en train de les recevoir et de faire les présentations, tout en indiquant à chacun, ce qui vous impressionne chez lui. Soumettez-leur votre projet et vos inquiétudes et écoutez-les vous donner leurs points de vue et leurs pistes de solutions.

Une fois tous les avis recueillis, voyez-vous, les conduisant, chacun à la porte et leur exprimant votre reconnaissance. Une fois seul(e), récapitulez les propositions, dégagez une solution sans vous attarder sur la méthode à utiliser et ressentez la joie suscitée par ce succès.

La bulle d'isolement

Il arrive que l'on soit épuisé, irritable et à bout de nerfs. Une tension, un bruit, ou une attaque de plus et vous allez craquer. Grâce à la visualisation de la bulle d'isolement, vous pourrez vous créer votre bulle de bonheur : un environnement paisible et sûr où vous êtes à l'abri de toute perturbation.

Ressentez votre corps se détendre et concentrez-vous sur votre respiration régulière. Suivez votre respiration, son rythme et sa vitesse.

L'essentiel, ce n'est pas de vous concentrer sur la régularité et la vitesse de votre respiration, mais plutôt de prendre conscience du souffle qui circule dans votre corps, de votre capacité à la ressentir en vous, à suivre votre inspiration et votre expiration, de l'air frais qui entre dans votre corps et du chaud qui en ressort. Les yeux fermés, prenez conscience de là où vous vous trouvez et représentez-vous une bulle qui vous couvre et vous protège de tous les effets extérieurs dirigés contre vous. Votre bulle minimise les bruits, réduit les odeurs. Voyez-vous, profitant dans votre bulle, d'une légère chaleur, d'un air pur et d'un doux éclairage. Ajoutez-y tout ce qui pourrait vous faire plaisir et vous permettre de vous sentir bien dans votre bulle.

Vivez ce plaisir, à l'abri dans votre bulle, et profitez du bonheur et de la relaxation qu'elle vous procure. Ressentez cette sensation de sécurité et de protection contre l'extérieur et tous ces effets négatifs. Profitez pleinement de ce moment de bonheur.

Lorsque vous êtes prêt à revenir à votre réalité, prenez conscience de votre milieu réel sans faire disparaître votre bulle. Préparez-vous à rouvrir vos yeux, à retrouver votre environnement naturel avec tout ce qu'il contient, en réalisant que rien ne sera pareil, étant donné que vous n'aurez plus à subir les effets de tout ce qui vient de l'extérieur.

Pour finir, inspirez un grand coup, et ouvrez lentement vos yeux. Retrouvez votre milieu sans perdre cette quiétude et ce calme trouvé grâce à l'exercice.

Lieu sûr

Au-delà des exercices cités précédemment, la visualisation du lieu sûr est aussi efficace pour réduire votre niveau de stress. L'exercice se fait d'abord dans un milieu calme. Vous pourrez ensuite le pratiquer là où vous voulez.

Généralement, les exercices semblent plus simples lorsqu'on est disponible, tranquille et libre de tout sentiment d'insécurité. Le but visé est d'arriver à faire les exercices en tout temps et en tout lieu, quoi qu'il se passe, grâce à la pratique régulière et à l'entraînement.

Les yeux fermés, représentez-vous un lieu que vous jugez sûr, calme et paisible, réel ou imaginaire. Vous pouvez vous représenter un château, un bateau, une forêt, ou même les profondeurs de l'océan. Ne freinez pas votre imagination.

Ne soyez pas pressé. Construisez votre environnement pas à pas et ne négligez aucun détail : la texture du sol, ce qui vous touche, l'éclairage, le mobilier, les plantes, les animaux, les couleurs, les odeurs, les bruits, la musique et tout ce qui vous entoure. Une fois le cadre construit, ressentez le bonheur d'être en sécurité dans votre petit paradis. Créez une connexion avec toutes les bonnes sensations : sécurité, quiétude, calme, confort, tranquillité, et toutes les bonnes vibrations susceptibles de vous envahir. Dès que vous y parvenez, vous pouvez les recréer et les ressentir à nouveau dans le monde réel et même recréer ce lieu de bonheur quand vous le désirez. Lentement, ouvrez vos yeux et revenez à la réalité. Profitez de cette sensation de quiétude qui vous suit jusque dans votre réalité. Si vous en ressentez le besoin, reprenez autant de fois que possible l'exercice de sorte à créer facilement et aisément votre lieu sûr et vous y réfugier. Votre lieu sûr pourrait constituer votre cadre de sécurité, de ressourcement et de détente, et où que vous soyez, vous pourrez le créer et y rester quand vous voudrez.

Chapitre 9

La relaxation progressive de Jacobson

———•✦•———

Il s'agit d'une technique de relaxation progressive qui se résume en un relâchement musculaire, pour faciliter la détente et le repos mental et spirituel.

Ici, il faut contracter puis relâcher des muscles spécifiques de manière répétée afin de profiter de la relaxation musculaire générale générée par cette détente musculaire et obtenir une réduction du niveau de stress et d'anxiété.

La technique de relaxation progressive de Jacobson est la plus répandue en Amérique du Nord. Inventée au début du 21e siècle par le médecin Edmond Jacobson, elle est basée sur un principe simple : chaque tension psychique, et plus précisément chaque crise d'anxiété entraînera systématiquement une contraction musculaire. Ainsi, une personne détendue et apaisée ne peut souffrir d'anxiété. Il faudra donc travailler à détendre au maximum les muscles pour réduire ou éliminer l'anxiété.

La relaxation vise simplement une tranquillité psychique. Elle vise à reposer le cerveau.

Avec cette technique, l'intéressé remarque ses schémas de tension et les détend. Il se focalise sur les différentes tensions musculaires générées par ses tensions. Il s'entraîne à les identifier et se concentre sur les nouvelles sensations qui pourraient être associées au relâchement musculaire. Avec un entraînement régulier, le sujet pourra améliorer ses états de relâchement musculaire.

L'objectif visé ici est de parvenir à réduire l'impact des tensions psychiques dites « résiduelles » sur les émotions et l'affect. La technique de relaxation progressive de Jacobson requiert une pratique régulière pendant une longue durée pouvant s'étaler sur des mois.

Le traitement comprend deux phases : la relaxation générale et la relaxation différentielle.

9.1. La relaxation générale

Couché sur le dos, détendez-vous pendant 5 à 10 minutes.

Ici, vous devrez mettre un membre en tension, par exemple en ramenant votre avant-bras sur votre bras. Gardez cette position et repérez les muscles contractés. Relâchez la tension et découvrez la sensation agréable suscitée par cette détente musculaire. Reprenez ensuite l'exercice pendant 30 minutes.

En répétant souvent cet exercice, vous parviendrez à détendre totalement tous les muscles de votre corps. À terme, vous atteindrez votre objectif de départ : obtenir une relaxation générale.

9.2. La relaxation différentielle

La relaxation différentielle est la seconde partie de la méthode. Elle se définit comme étant le minimum de concentration musculaire qu'il faut pour exécuter un acte, en même temps que la relaxation des muscles. Il faut noter que l'activité de la relaxation des muscles n'est pas indispensable pour réaliser cet acte.

Le processus :

- Gardez les yeux fermés.

- Contractez le biceps puis maintenez la contraction durant quelques secondes. Repérez ensuite la sensation de la haute partie du bras, puis relâchez et observez la disparition de la contraction.

- C'est un exercice qui implique l'intervention des bras, les jambes, le tronc, le visage avec les yeux et la bouche, exercices en les imaginant.

- On insère des séances de relaxation seule durant une heure entre les séances de contraction-relâchement.

a. Les membres supérieurs (à gauche et à droite)

- Sans soulever l'avant-bras et le coude, pliez votre main droite en arrière, au niveau du poignet. Vous ressentirez la tension dans la partie haute de l'avant-bras.
- Pliez votre poignet vers l'intérieur, de sorte à le tourner vers le corps. Vous sentirez la contraction dans la partie basse de l'avant-bras.
- Levez votre avant-bras de sorte à le plier au niveau du coude, en formant un angle de 30o. Vous ressentez la contraction au niveau du biceps.
- Étendez progressivement le bras, ensuite faites-le devenir rigide en serrant fortement le poing ou en serrant le bras contre le corps.
- Reprenez les mêmes exercices avec des contractions de plus en plus faibles.

b. Les membres inférieurs

- Pliez votre pied droit et ses orteils vers vous. Vous ressentez la tension sur le devant de la jambe et en dessous du genou.
- Pied et orteils tendus vers le bas, vous ressentez la tension sur le devant de la cuisse.
- Soulevez votre jambe à partir du genou. Vous ressentez la tension sur le devant de la cuisse.
- Poussez votre jambe vers le sol. Vous ressentez la tension à l'arrière de la cuisse.

- Soulevez la cuisse. Vous ressentez la contraction dans l'abdomen au niveau de la hanche.
- Soulevez le genou par une pile de livres, puis appuyez la cuisse vers le bas. Vous ressentez la tension au niveau des fesses.

c. Le tronc

- Faites rentrer le ventre. Vous ressentez la tension sur le dessus de l'abdomen.
- Cambrez le dos. Vous ressentez la tension de chaque côté de la colonne vertébrale.
- Remplissez votre poitrine d'air en inspirant profondément. Vous ressentez la tension au niveau de votre poitrine.
- Étendez en avant le bras d'arrière. Vous ressentez la tension au niveau de la poitrine. Rétractez les épaules vers la colonne vertébrale. Vous ressentez la tension vers les omoplates. Haussez ensuite les épaules. Vous ressentez la tension sur le dessus et les côtés du cou.
- Pliez le cou d'un côté et de l'autre. Vous ressentez la tension de chaque côté du cou. Pliez le cou d'avant en arrière. Vous ressentez la tension au niveau de la nuque et à l'avant du cou.

d. Le visage

- En haussant les sourcils, plissez le front. Vous ressentez la tension dans tout le front.
- Froncez les sourcils et serrez les paupières.

- En gardant les yeux fermés, orientez votre regard vers la gauche, puis vers la droite, en haut puis en bas. Vous ressentez les tensions dans chaque cas des muscles oculaires.
- Gardez les yeux ouverts et regardez un objet. Déterminez les tensions et localisez-les.
- Gardez les yeux ouverts et en mouvements. Déterminez les tensions et localisez-les.
- Serrez les dents. Vous ressentez la contraction entre l'angle des mâchoires et les tempes.
- Ouvrez vos mâchoires. Vous ressentez la contraction vers le bas de l'oreille.
- Faites voir vos dents. Vous ressentez les contractions dans les joues.
- Faites voir vos lèvres en forme de o. Vous ressentez la tension dans les joues.
- Rétractez la langue. Vous ressentez la tension dans la langue et dans le « plancher » de la bouche.

Lentement, comptez à haute voix jusqu'à 10. Vous ressentez les tensions dans les parties du visage que nous avons étudiées, mais aussi dans la gorge, la poitrine et le diaphragme. C'est pareil en comptant en imagination.

9.3. Une autre forme de l'exercice

Découvrez ici une autre forme très courte de la relaxation de Jacobson, vu qu'on ne pratique que la dernière phase. Elle est une fois encore fondée sur une forte contraction musculaire ; et grâce à celle-ci, on se sent profondément détendu au moment du relâchement.

Faites la contraction de tous les muscles que vous pouvez contracter : rangez vos doigts dans vos poings serrés ; contractez vos avant-bras, vos bras, vos épaules, vos orteils en remontant vers les chevilles. Pareil pour vos mollets, vos cuisses et les fesses, ainsi que l'ensemble de votre corps avec votre torse, le ventre et le dos, y compris votre cou et les muscles du visage. Autant que vous le pouvez, contractez tous les muscles de votre corps. Puis lorsque vous n'en pouvez plus, relâchez. Vous sentirez de soulagement, de lourdeur et de chaleur envahir tout votre corps. Vous vous sentirez alors détendu et réellement apaisé.

Il est vrai que le réaliser en public requiert beaucoup de délicatesse, mais c'est la relaxation dont on a évidemment besoin, en raison de sa rapidité et de son intensité. Elle peut être efficacement utilisée par ceux qui sont grandement stressés.

Lorsque vous vous retrouvez dans un espace public, vous pouvez faire des aménagements comme par exemple l'effectuer dans les toilettes d'un avion, ou ne faire qu'une partie du corps. C'est assez discret de faire une jambe par exemple lorsque vous êtes assis. Alors, en ce moment-là, vous devez encore plus vous concentrer fermement sur les sensations que vous apporte le relâchement dans la partie que vous avez précédemment contractée. Essayez de diffuser cette détente dans tout votre corps, notamment dans chaque zone de votre corps.

Chapitre 10

Le training autogène de Schultz

---•◆•---

Psychiatre allemand, J.H. Schultz aimait l'hypnose et l'employait dans sa pratique médicale.

L'importance des sensations de lourdeur et de chaleur que décrivent toutes les personnes hypnotisées a retenu son attention. Il s'agit de sensations ressenties d'abord aux membres, puis qui se généralisent à tout le corps.

La triade calme - lourd - chaud est le fondement du training autogène de Schultz. C'est une technique qui amène les personnes à fournir d'efforts pour maitriser leurs réactions physiologiques par l'autosuggestion.

La lourdeur équivaut à une détente musculaire et la chaleur à la dilatation des vaisseaux sanguins.

Selon Schultz, si grâce aux autosuggestions un individu arrive à reproduire ces sensations de lourdeur et de chaleur à volonté, il pourrait obtenir tous les avantages de l'hypnose sans les inconvénients, car au nombre des principaux avantages figure la possibilité de se détendre profondément sans avoir besoin de l'assistance d'une autre personne.

C'est cette hypothèse de base qui a fondé la méthode de Schultz.

Le sujet se met d'abord en situation de détente (pièce calme, position assise ou couchée…), après quoi il répète mentalement des phrases qui suggèrent la lourdeur et la chaleur des membres et du reste du corps.

Petit à petit, il ressent ces sensations et celles-ci le plongent dans une détente de plus en plus profonde.

Il faut remarquer que la méthode de Schultz est une méthode personnelle, responsable. Elle entraîne à l'autohypnose, et réduit au minimum la suggestion provoquée par un opérateur.

On peut l'appliquer à diverses variétés de désordres physiques et psychiques.

On distingue deux cycles dans le training autogène de Schultz : le cycle inférieur et le cycle supérieur. Nous n'allons pas nous aventurer à développer ce cycle supérieur. En réalité, elle est une psychothérapie analytique.

Quant au cycle inférieur, il correspond à l'apprentissage de la relaxation même. On y découvre un certain nombre d'exercices, des stades, permettant d'aboutir à la détente et d'avoir une déconnexion générale de tout l'organisme.

Voici le processus :

Première étape du cycle inférieur : l'entraînement autogène standard

On y découvre une série de 6 exercices dont les plus importants sont les deux premiers.

Au cours de ces exercices, l'objectif est de faire éprouver au sujet, de façon ascendante, une série de sensations corporelles.

Le sujet se met dans une ambiance calme et dans une position requise de sorte à détendre les muscles.

<u>Expérience de la pesanteur</u>

Je sens une réelle lourdeur de mon bras droit et gauche. Il en est de même pour ma jambe droite et gauche. La lourdeur a envahi tout mon corps. Il est comme attiré vers le centre de la Terre. Tout mon corps est lourd, mais c'est agréable.

<u>Expérience de la chaleur</u>

Je sens une réelle chaleur au niveau de mon bras gauche et droit. Il en est de même pour mes jambes gauche et droite. La chaleur a envahi tout mon corps. Je le ressens comme s'il était entièrement réchauffé par les rayons de soleil. Tout mon corps est chaud, mais c'est agréable.

Expérience de ma respiration

Je sens mon diaphragme. Quelque chose respire en moi. Je m'entends respirer. Comme un bateau sur une mer calme, je sens mon ventre s'élever et s'abaisser. Ma respiration m'a transporté. Je sens tout mon corps respirer. Je suis ma respiration.

Expérience de mon cœur

Je sens mon cœur présent dans ma poitrine. Calmement, tranquillement et puissamment, il bat. Au même rythme que mon corps, mon cœur bat. Il bat avec mon corps et dans mon corps.

Expérience de mon plexus solaire

J'oriente toute mon attention vers cette partie de mon corps qui se situe juste sous le sternum. Je sens mon plexus solaire réchauffé par une douce lumière chaude. Cette chaleur, avec toute sa douceur, rayonne autour de mon plexus solaire. Je sens de la chaleur à l'intérieur de mon ventre. C'est comme s'il y a un soleil à l'intérieur de mon ventre.

Expérience de mon cerveau relaxé

Je sens de la fraîcheur sur mon front. C'est agréable.

Reprise

On retrouve ici le processus de reprise d'activité de veille passive, et ensuite l'activation en pleine possession de toutes nos capacités.

Conclusion

Contrairement à nos pensées, le stress n'est pas un ennemi. Il est plutôt un mécanisme de défense qui est commun à de nombreux animaux, et dont le but est de nous sauver la vie.

Son perfectionnement s'est opéré progressivement avec des millions d'années d'évolution.

Il est vrai que nos sociétés modernes nous mettent plus souvent en face des dangers psychologiques que ceux physiques. Cependant, le mécanisme de défense n'a pas changé.

Vous pouvez réduire l'impact de l'élément de stress en agissant avant, pendant ou après sa confrontation.

Rappelez-vous, dans « Le guide pratique de la relaxation Dans la gestion du stress » vous trouverez des exercices simples et efficaces pour vous aider. (Respiration, méditation, visualisation, relaxation progressive de Jacobsen, training autogène de Schultz...)

De façon idéale, vous devez d'abord travailler tous ces exercices lorsque vous vous sentez bien, afin de pouvoir vous en servir lorsque vous en sentirez le besoin.

Désormais, vous tenez en vos mains toutes les clefs de la relaxation adéquates, pour la gestion de votre stress.

Avec bienveillance,

Quentin

F.A.Q. (Questions fréquentes)

Combien de temps faut-il pratiquer la relaxation chaque jour pour en ressentir les bienfaits ?

Il est recommandé de pratiquer au moins 10 à 20 minutes par jour. Des études montrent que même 5 minutes de relaxation quotidienne peuvent réduire le stress et l'anxiété si elles sont effectuées de manière cohérente. Il est également utile d'intégrer des micro-pauses relaxantes tout au long de la journée, comme 2 à 3 minutes de respiration profonde, surtout dans les moments de forte tension.

Quels types de respiration sont les plus efficaces contre l'anxiété ?

Plusieurs techniques de respiration sont très efficaces contre l'anxiété :

- **Cohérence cardiaque :** Inspirer pendant 5 secondes et expirer pendant 5 secondes, 6 fois par minute, pendant 5 minutes. Cette technique équilibre le système nerveux et abaisse le niveau de cortisol (hormone du stress).
- **Respiration 4-7-8 :** Inspirer par le nez pendant 4 secondes, retenir son souffle pendant 7 secondes, puis expirer lentement par la bouche pendant 8 secondes.

Cette méthode aide à calmer l'esprit et à induire un état de relaxation profonde.

- **Respiration diaphragmatique** : Prendre de profondes inspirations en utilisant le diaphragme (ventre) plutôt que la poitrine. Cela aide à activer le système parasympathique et à réduire le stress.

La méditation peut-elle être pratiquée par des enfants?

Oui, de nombreux programmes de méditation sont conçus spécialement pour les enfants. Des techniques telles que la méditation de pleine conscience avec des objets (comme un caillou ou une plume) ou des exercices de respiration simples peuvent les aider à développer leur attention et à gérer leurs émotions. Il est recommandé d'adapter la durée et la complexité des exercices en fonction de l'âge de l'enfant.

Que faire si je n'arrive pas à me concentrer lors de la méditation ?

Si vous avez du mal à vous concentrer, c'est normal, surtout au début. Voici quelques conseils :

- Utilisez des ancrages visuels ou sonores : Fixez un point devant vous ou concentrez-vous sur le son d'une cloche, de la pluie ou d'une musique douce.
- Focalisez-vous sur les sensations corporelles : Concentrez-vous sur la sensation de votre corps en

contact avec le sol ou le siège, ou sur les sensations de votre respiration.
- Essayez des méditations guidées : Suivre la voix d'un guide peut aider à maintenir votre attention.
- Soyez indulgent avec vous-même : Si votre esprit s'égare, revenez doucement à votre point de focalisation sans jugement. La pratique régulière vous aidera à améliorer votre concentration au fil du temps.

Les exercices de relaxation sont-ils suffisants pour gérer le stress chronique ?

Les exercices de relaxation sont un excellent outil pour gérer le stress quotidien, mais en cas de stress chronique, ils doivent être intégrés dans une approche globale. Un accompagnement professionnel peut être nécessaire pour explorer les causes profondes du stress et pour mettre en place des stratégies adaptées, comme la thérapie cognitivo-comportementale (TCC) ou la psychothérapie.

Existe-t-il des contre-indications à la pratique de la relaxation ?

En général, la relaxation est sans danger. Toutefois, certaines techniques, comme la relaxation progressive ou la visualisation, peuvent être inconfortables pour les personnes ayant vécu des traumatismes. Dans ce cas, il est préférable de consulter un professionnel avant de pratiquer ces techniques. Les personnes souffrant de troubles psychiatriques sévères ou de crises de

- Consultez un professionnel si ces sensations persistent ou deviennent trop inconfortables.

La relaxation peut-elle aider à améliorer la performance au travail ou dans les études ?

Absolument. Les techniques de relaxation, comme la cohérence cardiaque ou la méditation de pleine conscience, améliorent la concentration, la créativité et la gestion des émotions. Prendre quelques minutes pour se détendre avant un examen, une réunion importante ou un projet peut aider à mieux gérer le stress, à améliorer la clarté mentale et à favoriser un état d'esprit positif.

Je tiens à vous remercier chaleureusement d'avoir choisi ce guide parmi tant d'autres. Votre choix me touche, et j'espère sincèrement que sa lecture vous a apporté autant de plaisir que de bénéfices. J'espère que les exercices proposés vous aideront à retrouver calme et sérénité dans votre quotidien.

Si vous avez apprécié ce livre, je serais vraiment heureux de lire **votre avis sur Amazon**. Prendre quelques minutes pour partager votre expérience et laisser une note serait une belle façon de soutenir ce travail. Cela m'encouragerait beaucoup et permettrait à d'autres de découvrir ce guide.

MERCI encore pour votre confiance et votre précieux retour !

Printed in Great Britain
by Amazon